RAPPORT

ADRESSÉ

A SA MAJESTÉ LE ROI DES PAYS-BAS.

RAPPORT

ADRESSÉ

A SA MAJESTÉ LE ROI DES PAYS-BAS,

Prince d'Orange-Nassau,

Grand-Duc de Luxembourg, etc., etc., etc.,

SUR LES

MALADIES OCULAIRES,

OBSERVÉES & TRAITÉES

DANS LE GRAND-DUCHÉ DE LUXEMBOURG;

Par J.-C.-F. Carron du Villards,

Docteur en Médecine & en Chirurgie; Chirurgien-Oculiste des Armées de S. M. le Roi de Sardaigne; Commandeur & Chevalier de plusieurs Ordres; Membre de l'Académie royale des Sciences de Turin, ainsi que de plusieurs Sociétés savantes nationales & étrangères, etc., etc.

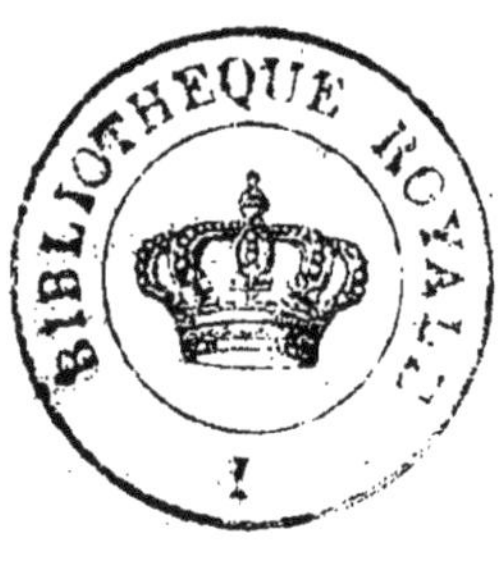

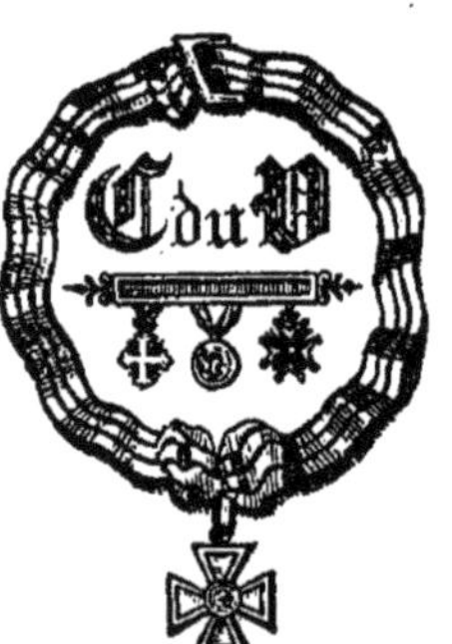

TYPOGRAPHIE ET LITHOGRAPHIE DE NICOLAS ET Cie, PASSAGE DU CASINO.

1847.

SIRE!

Par un acte de Votre souveraine munificence, Vous m'avez autorisé à exercer la médecine oculaire dans Votre Grand-Duché de Luxembourg. La reconnaissance que je dois à Votre Majesté pour cette faveur, m'a imposé impérieusement l'obligation de faire tous mes efforts pour Lui prouver tout le prix que j'attache à cette Royale faveur.

Dans l'impossibilité où je me trouve de donner personnellement à Votre Majesté la preuve des sentiments dont je suis animé, j'ai dû l'offrir aux pauvres du Grand-Duché de Luxembourg, atteints de maladies oculaires, avec la persuasion intime que la paternelle sollicitude de Votre Majesté pour tous ceux qui souffrent, accueillerait avec bonté cette substitution.

C'est dans cette intention que j'ai passé trois mois dans le Grand-Duché, territoire assez borné, et si peu riche, que l'on ne pourrait attribuer à une spéculation cette prolongation de séjour.

Dès mon début, je ne tardai pas à me convaincre

que je pouvais remplir une mission d'humanité, tout-à-fait en harmonie avec les sentiments que je viens d'exprimer à Votre Majesté.

En effet, il est bien rare de rencontrer dans une population, dont le chiffre est si restreint, une aussi grande quantité d'affections oculaires, et en même temps d'aussi graves que celles que j'ai rencontrées dans le Grand-Duché.

Cette agglomération de maladies des yeux se rattache à quatre causes différentes, sur lesquelles je dois fixer l'attention de Votre Majesté ; ce sont :

1° L'absence de toute personne s'occupant spécialement de maladies des yeux ;

2° La prédominance de l'affection scrofuleuse ;

3° L'inobservance des règlements sur la propagation de la vaccine ;

4° Enfin, l'introduction dans les campagnes de l'ophthalmie purulente des armées, dite *ophthalmie militaire*.

Ces causes agissent souvent isolément ; mais le plus généralement, c'est de leur réunion que naît la gravité du mal, ainsi que je le démontrerai plus tard.

Pendant les trois mois de séjour que j'ai fait dans le Grand-Duché, j'ai été appelé à visiter, soigner ou opérer *quatorze cent quatre-vingt-trois* malades.

Huit cent quatre-vingt-trois étaient dans l'indigence, et porteurs, presque tous, de certificats de l'autorité. Trois cents étaient dans une position non loin de l'indigence, et dans l'impossibilité de m'offrir plus qu'une très-faible rétribution. Trois cents autres enfin ont pu reconnaître plus ou moins les services que je leur avais rendus.

Sur les huit cent quatre-vingt-trois indigents, un grand nombre d'entre eux étaient si malheureux, que j'ai dû leur fournir le linge pour les opérations et les médicaments nécessaires à leur traitement. Dans tous les pays où il existe une masse de population indigente, il règne en général une grande incurie, et un découragement plus grand encore. C'est dans ces pays-là surtout qu'il faut donner tous les jours des consultations publiques, et obliger les malades à s'y présenter régulièrement, afin que l'homme de l'art puisse surveiller le traitement, et surtout l'action des médicaments qu'il doit appliquer lui-même; ce qui constitue le traitement topique.

Aussi, dès mon arrivée à Luxembourg, ai-je commencé les consultations et les traitements topiques, tous les jours, de sept heures à neuf heures du matin, dans le local du bureau de bienfaisance situé dans l'Hôtel de la Régence, localité que l'administration municipale de la ville avait destinée à cet effet. Le jour du jeudi était réservé pour les opérations gratuites, qui avaient lieu à dix heures du matin.

Non seulement assistaient à ces consultations les malades de la ville, mais encore ceux des communes environnantes, dont un grand nombre avaient élu momentanément domicile à Luxembourg : il en était de même des soldats de la garnison Prussienne.

Avant d'entrer dans le développement des causes qui exercent une si fâcheuse influence sur l'état des yeux de la population luxembourgeoise, je dois faire connaître à Votre Majesté la nature des maladies observées, classées sous forme numérique ou statistique.

Les *quatorze cent quatre-vingt-trois* malades peuvent être répartis dans l'ordre suivant :

300 Strabiques;

170 Cataractés, dont 32 de naissance:

2 Extirpations du bulbe;
6 Restaurations de paupières;
24 Pupilles artificielles;
8 Amputations partielles du bulbe;
60 Trichiasis;
106 Maladies de la cornée, aiguës, avec et sans ulcérations, blessures, etc.
100 Conjonctivites, strumeuses et simples;
93 Blepharites, strumeuses et sycosis;
32 Iritis simples et traumatiques;
24 Amauroses diverses;
1 Hydropisie antérieure de l'œil;
2 Dacryocystites;
1 Cancer des paupières;
10 Ectropiums simples;
3 id. sarcomateux;
120 Atrophies des bulbes de l'œil;
160 Ophthalmies purulentes des enfants nouveaux-nés et au-dessous de 15 ans, dont 60 avec granulations;
140 Id. d'adultes, dont 40 avec granulation;
21 Pterygiums et pannus;
3 Tumeurs des paupières (non opérées);
1 Esthyomène des paupières;
6 Myopies exagérées par abus de lunettes;
12 Presbyties augmentées par abus de lunettes;
5 Symblepharons (adhérence de la paupière au bulbe);
2 Ankyloblepharons (1 partiel, 1 complet);
29 Extractions de corps étrangers;
6 Brûlures;
4 Érysipèles des paupières;
12 Tumeurs des sourcils (opérées);

1 Tumeurs de la sclérotique;
8 Staphylômes du corps ciliaire;
2 Mélanoses;
1 Ossification de la cornée;
8 Luxations du cristallin;

Sur ces quatorze cent quatre-vingt-trois individus atteints de maladies oculaires, l'on comptait :

302 Enfants des deux sexes au-dessous de 15 ans;
254 Vieillards des deux sexes;
927 Adultes des deux sexes, de 15 à 50 ans.

En suivant avec attention les chiffres établissant le nombre de chaque affection, on trouve que 581 individus étaient porteurs d'ophthalmiers de diverses espèces, mais parmi lesquelles prédominaient celles dites *scrofuleuses*.

En tenant compte des symptômes commémoratifs, qui ont produit les maladies du bulbe, les dégénérescences de la cornée, nous pouvons encore assigner à ces diverses maladies graves, des causes inflammatoires unies à la prédominance de l'affection scrofuleuse.

Ainsi donc, voilà sur 1483 maladies une bonne moitié qu'il faut attribuer à l'inflammation simple ou scrofuleuse de l'œil et de ses annexes.

J'ai assigné plus haut la fréquence des affections oculaires à quatre causes principales. La première ainsi conçue : l'absence de toute personne s'occupant spécialement de maladies des yeux. Je dis *spécialement*, car tous les médecins qui composent le corps médical du Grand-Duché, comme tous les médecins instruits, ont étudié avec soin les maladies des yeux; mais aucun d'eux n'a voulu se livrer à cette spécialité, qui, dans un cercle étroit, est rarement productive et attrayante. Par ce fait seul, l'on peut expliquer que j'ai été appelé à opérer 170 cataractes, dont 32 étaient de naissance; et si l'on faisait la statistique médicale du Grand-Duché, l'on s'éloignerait de la vérité en y plaçant un si grand nombre de cataractés, dont l'agglomération n'est due qu'à ce que l'on y pratique très-rarement cette opération. En effet, un grand nombre de ceux sur lesquels je l'ai pratiquée, étaient aveugles depuis bien des années, sans s'inquiéter si leur guérison étaient possible ou non.

Il serait donc à désirer que le gouvernement de Votre Majesté accordât un subside annuel à un jeune médecin du pays, pour qu'il s'occupât de cette branche intéressante de l'art de guérir, et qu'il fût ainsi à la disposition des pauvres atteints de cécité, ou de toute autre affection oculaire.

Quand on jette un coup d'œil sur la topographie du Grand-Duché; quand on le voit composé de vallées humides, arrosées par des rivières que la moindre grande pluie fait déborder; quand, enfin, on considère la multiplicité des variations barométriques, thermométriques et hygrométriques, qui s'y succèdent rapidement, l'on comprend combien les affections inflammatoires de l'œil y sont fréquentes. Ceci posé, l'on se rend compte aussi du grand nombre de ces affections qui revêtent la forme catarrhale, dont l'excessif développement engendre la purulence, symptôme toujours formidable, surtout quand il se présente chez les nouveaux-nés. En voici la preuve : sur les 120 cas d'atrophie du bulbe de l'œil, nous avons reconnu qu'il existait 80 enfants chez lesquels la fonte de l'œil avait été provoquée par une ophthalmie purulente consécutive, soit à la naissance, soit à la petite vérole.

Quand les affections purulentes de l'œil ne compromettent pas l'œil immédiatement, elles entraînent presque toujours des transformations organiques qui détruisent la vue, telles que les staphylômes de la cornée, les ptérigiums et pannus, le renversement des cils, dont nous en avons rencontré 60, et chez des sujets ayant été atteints d'affections catarrho-purulentes de l'œil.

Je ne crois pas qu'il y ait un oculiste contemporain qui puisse se flatter d'en avoir opéré autant dans l'espace de trois mois.

L'affection scrofuleuse est toujours une fâcheuse complication pour les maladies de l'œil : dans un grand nombre de cas, elle rend le mal interminable, par la fréquence des rechutes, par le mauvais état de la constitution, par la susceptibilité ou le désordre des organes digestifs, qui ne peuvent supporter les remèdes modificateurs de l'économie, remèdes qui jouent un si grand rôle dans le traitement. C'est surtout chez les enfants que les affections scrofuleuses de l'œil font des ravages.

Comment en serait-il autrement? Rien n'est plus difficile que de faire faire aux enfants malades ce qui est nécessaire. Combien de parents sont-ils, d'un autre côté, en position de fournir aux dépenses du traitement, d'en suivre les phases ou de persévérer dans son exécution?

La dépense, la perte de temps, la persévérance, sont des conditions indispensables de réussite, qui ne s'harmonisent guère avec les besoins généraux de la famille, qui se font habituellement et journellement sentir chez l'artisan et le petit agriculteur.

A ces maux viennent se joindre les désordres qu'occasionne la petite vérole; désordres qui modifient, compliquent et aggravent les affections oculaires.

En présence de semblables revers, j'ai cru devoir adresser à Messieurs les membres des États, un petit Mémoire, que j'ai fait insérer dans les pièces justificatives, sous le n° 10, afin de ne pas retomber dans des répétitions oiseuses. La petite vérole a exercé de tels ravages, que sur cent vingt cas d'atrophie de l'un ou des deux bulbes oculaires, j'ai rencontré 40 enfants et 26 adultes.

Pour terminer ce qui a rapport à l'atrophie, sur le nombre total il s'est rencontré 6 cas produits par des coups de cornes de vaches, et 8 autres occasionnés par des blessures résultées de coups de feu, d'éclats de bois, de pierres et de bouteilles.

Enfin, pour compléter ce triste tableau, il faut reconnaître que l'ophthalmie purulente granuleuse, qui a pendant si longtemps décimé l'armée des Pays-Bas et ensuite l'armée Belge, a été transmise dans les campagnes par des miliciens renvoyés dans leurs foyers avant leur guérison absolue.

Ce même phénomène avait été depuis longtemps observé dans les provinces Prussiennes rhénanes.

Dans le siècle où nous vivons, il n'y a plus d'Édilité qui puisse régir la construction des habitations. A la campagne surtout, le paysan bâtit comme bon lui semble, sans considération hygiénique, sans examen de la condition, de la salubrité du lieu, de son exposition à telle ou telle influence atmosphérique. Le paysan ne voit que l'économie; et, si ce n'est en Irlande, je n'ai jamais vu de maisons plus malsaines et plus enfumées que celles de quelques villages du Grand-Duché. La fumée cependant est un des plus grands ennemis de l'organe de la vue, et c'est à sa fréquence qu'il faut attribuer le grand nombre de trichiasis, ou renversement des cils, que j'ai rencontré dans ce pays. En effet, 60 opérations pour la guérison de cette maladie figurent dans le tableau qui précède. Cette maladie est toujours le résultat d'une ophthalmie catarrhale chronique avec blepharo-spasme ou clignotement habituel des paupières. Cette contraction clonique ramène les cils en dedans, et ceux-ci ne tardent pas à produire dans l'œil des désordres tels, que la vue est rapidement compromise. Sur 60 opérations de trichiasis, on peut compter 50 guérisons absolues, 8 demi-succès et 2 insuccès. Déjà nous avons constaté qu'il y a eu quelques récidives chez les individus ou qui n'ont pas continué à traiter leur ophthalmie, ou qui se sont exposés aux mêmes causes qui avaient produit la maladie. Ce n'en est pas moins un fait inouï dans les fastes de l'art, qu'un si grand nombre d'opérations de ce genre pratiquées dans un même pays. Un seul pays offre des cas analogues, c'est la ville d'Albatera en Espagne, qui est placée comme Viltz, dans une gorge, où il règne habituellement tantôt le vent du nord, tantôt le vent du sud, qui rejettent dans la ville toute la fumée des cheminées.

J'ai pratiqué à Luxembourg 300 opérations de strabisme; mais il est juste de dire que tous ces strabiques ne provenaient pas du Grand-Duché. Bon nombre venaient de la Prusse, des cercles de Bittbourg, de Neuerbourg et de Saarbourg. D'autres appartenaient aux provinces françaises et belges limitrophes.

Sur ces 300 opérations, on peut affirmer qu'il y a eu, sur 100, 95 succès complets. Deux fois l'opération n'a rien produit, six fois il est survenu un strabisme externe, dont 3 ont été opérés avec avantage; 2 n'ont pas consenti à subir une nouvelle opération de rectification (1). Chez un dernier, atteint de strabisme rotatoire, avec mouvement continuel des bulbes, le strabisme externe a persisté, malgré la section du muscle antagoniste.

La plupart des individus fortement atteints de strabisme voyaient mal du côté le plus contracté; beaucoup ne pouvaient pas lire, et ont acquis cette faculté après l'opération.

Dans un Mémoire présenté à la Société de médecine de la Moselle, j'ai prouvé par des faits irréfragables, que les individus fortement strabiques, n'importe de quel œil, étaient incapables de faire convenablement le service de l'infanterie ou de la cavalerie. Mais, en signalant ce fait, je dois faire connaître une fraude en matière de recrutement : c'est la production du strabisme artificiel, par une opération en tout analogue à celle qui le guérit.

Cent soixante et dix opérations de cataracte ont été pratiquées sur des individus de tout âge; sur ce nombre il y avait 32 cataractés de naissance, 14 sur un seul œil, 18 sur les deux yeux. Les aveugles de naissance étaient âgés de 6 mois à 45 ans.

Le résultat de ces diverses opérations a été en général fort heureux ; mais chez les paysans il ne faut pas se baser sur le succès des premiers mois, car ils transgressent rapidement les lois hygiéniques si indispensables pendant la première année qui suit l'opération.

L'opération de la pupille artificielle a fourni des ré-

(1) Aujourd'hui, après avoir pratiqué près de trois mille opérations de strabisme par un procédé que j'ai employé dès le début, que je crois être le plus simple et le plus prompt de tous, je puis maintenir pour toutes mes opérations le même résultat avantageux, d'autant plus que les premiers insuccès m'ont mis sur la voie des causes qui les produisaient.

sultats bien moins satisfaisants ; car ici l'on agit sur un organe déjà avarié par des maladies antérieures, qui lui ont déjà fait subir des modifications organiques. Cependant il y a eu quelques cas remarquables de guérison, dans lesquels les opérés ont recouvré une excellente vue.

C'est toujours avec un sentiment pénible que je recours à l'extirpation du globe de l'œil. Cependant c'est dans quelques cas la dernière ressource, pour arracher le malade à une mort certaine. Malheureusement, le succès ne vient pas toujours couronner l'opération. Un homme de Diekirch portait une tumeur de l'œil, que je reconnus au début pour un fongus hématode peu avancé : les paupières étaient saines, le globe mobile ; on ne rencontrait au dehors du bulbe aucune altération. Cependant, à peine l'œil est-il extirpé que je découvre dans le bulbe oculaire une perte de substance qui correspondait à la partie supérieure de la voûte orbitaire ; j'y porte le doigt, et je rencontre une légère maladie de l'os : il est ruginé avec soin ; l'orbite est nettoyé exactement. L'époque traumatique se passe sans accident ; mais au vingtième jour le malade portait une récidive à laquelle il a succombé plusieurs mois après. La jeune fille opérée à l'hôpital de la ville, plus heureuse que l'homme de Diekirch, a été complètement guérie.

Par contre, les 8 amputations de l'œil, quoique pratiquées dans des circonstances diverses et des cas fort graves, ont été toutes suivies de guérison complète.

Une des grandes conquêtes de la chirurgie moderne, c'est la restauration des parties mutilées. Nous avons été assez heureux pour guérir d'une difformité dégoûtante deux jeunes presonnes atteintes d'éraillement de paupières. Nous avons été fort satisfait de rendre à quelques personnes le service de leur poser un œil artificiel. Rien ne détruit, en effet, comme la perte d'un œil, l'harmonie d'un beau visage. Aujourd'hui, grâce aux efforts de M. Boissonneau (1) de Paris, la fabrication des yeux en émail est arrivée à un si grand degré de perfection, que l'illusion est complète. Ainsi la pièce, copiée sur nature, s'adaptant parfaitement sous les paupières, est non seulement mobile, mais encore ses mouvements sont en isochronisme parfait avec l'œil sain. Pour cela il faut cependant de certaines conditions dans la cicatrisation du moignon et la confection de la pièce artificielle. J'ai regretté que le prix élevé de ces émaux ne m'ait pas permis d'en donner à tous ceux qui en demandaient.

Il me reste un devoir à remplir, c'est d'adresser à monsieur le Gouverneur, à messieurs les membres de la Régence de la ville de Luxembourg, et à messieurs les membres du Collége médical, mes remercîments sincères pour la protection dont ils m'ont honoré, et pour les encouragements que j'ai reçus d'eux.

Maintenant que ma tâche est terminée, daignez, Sire, en agréer l'offrande, comme un bien faible témoignage de la reconnaissance que je dois à Votre Majesté, avec laquelle j'ose me dire,

DE VOTRE MAJESTÉ,

Le très-humble et très-obéissant serviteur,

Carron du Villards.

Luxembourg, le 15 novembre 1843.

(1) M. Boissonneau, fils, qui a appris de son père l'art de fabriquer les yeux artificiels, peut au moyen d'un système ingénieux de correspondance, fournir sur les dessins et mesures que nous lui transmettons, des pièces qui ne laissent rien à désirer.

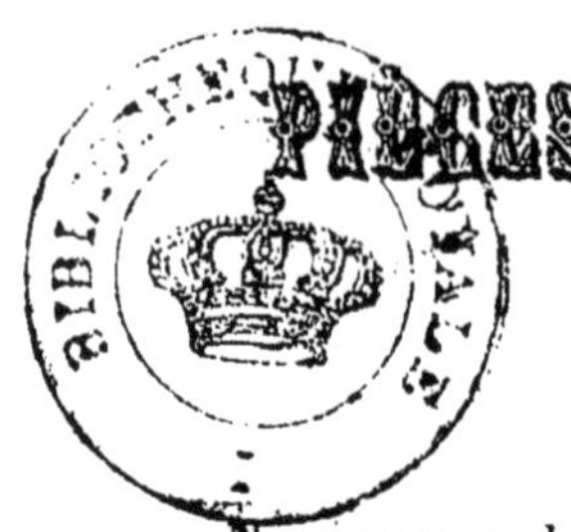

PIÈCES JUSTIFICATIVES.

N° 1.

Nous croyons devoir être utile au public en reproduisant l'article ci-dessous, qui a déjà été inséré dans notre dernier numéro.

« Monsieur le docteur-oculiste CARRON DU VILLARDS continue, avec le zèle du plus parfait dévouement à l'humanité souffrante, les séances périodiques qu'il a ouvertes, depuis son arrivée à Luxembourg, dans une des salles de l'Hôtel de Ville. Il a pratiqué un nombre très-considérable d'opérations chirurgicales sur des strabiques, sur des malades affligés de cataractes, et ses conseils ont procuré, soit la guérison, soit un notable soulagement à bien des personnes attaquées de maladies d'yeux. La voix publique s'accorde à reconnaître à la fois l'habileté extraordinaire et les succès de l'opérateur. Son désintéressement égale son empressement à accueillir tous ceux qui ont recours à ses soins. Son nom sera béni dans notre pays comme il l'a été dans les autres contrées où il a séjourné. Nous ne pouvons qu'engager les personnes qui sont dans le cas de recourir à son art, à mettre à profit la courte période qu'il doit encore passer dans notre ville et dans le pays. »

(*Extrait du* Journal de Luxembourg, *du* 15 *juillet* 1842).

N° 2.

« A défaut de la presse, la voix publique suffirait pour honorer dignement les services que M. le docteur CARRON DU VILLARDS a rendus dans notre ville, à tous ceux qui, de près comme de loin, sont venus recourir aux soins et aux conseils de ce savant oculiste, et l'on peut ajouter de cet infatigable ami de l'humanité souffrante.

» Depuis le 10 juin, plus de six cents malades indigents se sont présentés au bureau de consultations que l'autorité avait assigné dans l'Hôtel de Ville, et où ils ont été admis périodiquement à des jours déterminés. Ces malades sont revenus, en moyenne, sept fois, ce qui donne plus de quatre mille consultations.

» M. CARRON DU VILLARDS a pratiqué cent quarante opérations de cataracte et cent soixante-dix-huit opérations de strabisme. Nous savons, qu'à l'exception d'une dixaine de ces dernières, toutes les autres ont été faites gratuitement. — A ces nombreuses opérations, il faut joindre deux cas d'extirpation du globe de l'œil, dont l'une a été pratiquée à l'hospice civil et l'autre en ville. Enfin, le même docteur a encore fait deux amputations partielles du bulbe oculaire et trente opérations de trichiasis.

» Tous ces travaux, dans une si courte période de temps, prouvent une activité extraordinaire. M. Carron du Villards a été secondé par le Bureau de bienfaisance, en tout ce qui dépendait de cette administration charitable, et la sollicitude de l'autorité a parfaitement secondé le dévouement et apprécié le zèle désintéressé de l'habile opérateur. »

(*Extrait du* Journal de Luxembourg, *du* 10 *août* 1842.)

N° 3.

ADMINISTRATION DE LA VILLE DE LUXEMBOURG.

(Ind. gén. N° 76. 1842)

Luxembourg, le 17 *août* 1842.

Monsieur le Docteur,

Vous nous avez fait l'honneur de nous annoncer, par votre lettre du 13 de ce mois, que vous avez terminé vos consultations publiques et gratuites en faveur des pauvres de Luxembourg et des cantons environnants, et vous nous remerciez du concours que nous avons apporté à vous seconder, en mettant à votre disposition les moyens d'exercer votre art. C'est à nous qu'il est imposé, par votre zèle et par votre activité, un devoir réciproque : celui de vous exprimer, au nom de la population de notre ville, qui a été l'objet de vos soins constants et désintéressés, la plus vive et la plus sincère gratitude. Le souvenir de votre philanthropie restera longtemps gravé dans le cœur de cette population, et si nous avons un regret, c'est celui de ne pouvoir pas vous donner plus d'éloges que la voix publique elle-même ; mais vous savez que le sentiment intime du bien que l'on fait en est aussi la plus belle récompense, et à ce titre, nos concitoyens garderont mémoire de vous.

Nous sommes persuadés, Monsieur le Docteur, que le gouvernement de Sa Majesté, qui vous a autorisé à exercer dans notre pays, vous saura gré de votre dévouement à répondre à ce qu'il attendait de votre amour pour le bien public et le soulagement de l'humanité souffrante.

Les Bourgmestre, Échevins et Secrétaire de la ville.

(Signatures.)

A Monsieur le docteur Carron du Villards à Luxembourg.

N° 4.

Nous soussignés, Bourgmestre et Échevins de la commune de Harlange, au district de Diekirch, remercions, au nom de nos concitoyens, le docteur CARRON DU VILLARDS, pour avoir bien voulu soigner gratuitement les indigents de cette commune affectés d'ophthalmie, de strabisme et de cataracte.

Harlange, le 14 octobre 1842. (*Signatures.*)

N° 5.

Nous, Bourgmestre et Échevins de la commune de Boevange, canton de Clervaux, Grand-Duché de Luxembourg, remercions bien sincèrement, au nom de nos administrés, M. le docteur CARRON DU VILLARDS, pour tous les soins qu'il a donnés aux indigents de notre commune, affectés de maladies des yeux.

Boevange, le 26 octobre 1842.

Les Bourgmestre et Échevins,
(SIGNATURES.)

N° 6.

Wiltz, le 2 novembre 1842.

MONSIEUR,

Par les opérations ophthalmiques que vous avez faites, lors de votre séjour en cette ville, vous avez rendu des services signalés à l'humanité. Nous vous sommes surtout très-reconnaissants des soins que vous avez donnés gratuitement aux indigents, et nous nous faisons un vrai plaisir de vous en exprimer nos remercîments sincères.

L'administration de la ville de Wiltz,
(SIGNATURES.)

A Monsieur le docteur Carron du Villards, oculiste.

N° 7.

Nous, Bourgmestre et Échevins de la commune d'Esch-sur-la-Sûre, Grand-Duché de Luxembourg, remercions, au nom de nos administrés, Monsieur le docteur CARRON DU VILLARDS, d'avoir donné gratuitement ses soins aux malheureux de cette commune qui étaient affligés de maladies des yeux.

Esch-sur-la-Sûre, le 29 octobre 1842. (*Signatures.*)

N° 8.

Nous, Bourgmestre et Échevins de la commune de Mecher, canton de Wiltz, district de Diekirch, Grand-Duché de Luxembourg, remercions, au nom de nos concitoyens, le docteur CARRON DU VILLARDS, pour avoir bien voulu soigner gratuitement les indigents de cette commune affectés de maladies des yeux.

Mecher, le 19 octobre 1842. (*Signatures.*)

N° 9.

Grevenmacher, le 2 novembre 1842.

Monsieur,

Les bienfaits que vous avez répandus sur tant d'indigents, non seulement en les libérant gratuitement, avec un plein succès, de leurs maladies oculaires, mais aussi en leur prodiguant des secours en argent, nous engagent, par devoir, à vous exprimer, au nom de la ville que nous représentons, toute notre reconnaissance.

Nous avons la conviction que vous ne cherchez la récompense que dans votre propre conscience, d'avoir contribué ainsi au soulagement de maux dont l'humanité est accablée.

Ceci ne peut qu'augmenter l'estime que nous avons pour vous et que nous conserverons toujours.

Les Bourgmestre et Échevins,
(Signatures.)

A Monsieur le docteur Carron du Villards à Grevenmacher.

N° 10.

A Messieurs les membres de la Chambre des États du Grand-Duché de Luxembourg.

Messieurs,

Tout ce qui a rapport aux intérêts moraux et physiques du Grand-Duché de Luxembourg a droit à votre sollicitude, et vous en avez constamment donné des preuves pendant vos diverses sessions. C'est à raison des divers titres, Messieurs, que vous avez à le reconnaissance publique, que je prends la liberté de vous signaler un abus, que ni la surveillance du conseil de santé, ni les exhortations des magistrats communaux, ni enfin les conseils du clergé n'ont pu arrêter: c'est de l'inoculation et de la propagation de la vaccine que je veux vous entretenir.

Autorisé par une ordonnance de Sa Majesté le Roi Grand-Duc à exercer la médecine oculaire dans le Grand-Duché de Luxembourg, j'ai vu pendant l'espace de trois mois près de quinze cents malades atteints de maladies oculaires, à divers degrés, et dont un grand nombre se trouvaient malheureusement au-dessus de toutes les ressources de la thérapeutique médico-chirurgicale la plus rationnelle.

Tenant toujours un registre exact des noms, prénoms, âge, domicile, et des causes probables de la maladie, je n'ai pas tardé à me convaincre que les affections les plus graves, et surtout celles tout-à-fait incurables, avaient une cause commune, je veux dire la *petite vérole.*

Avant la sublime découverte de Jenner, les médecins livrés à l'étude des maladies oculaires, les statistiques dressées par eux, et les tables de même nature, faites par les soins des administrations municipales, prouvaient, sans réplique, que sur cent cas de cécité, *soixante et plus* avaient, pour cause directe ou indirecte, la petite vérole. Au moyen des mêmes titres et des mêmes recherches, l'on prouvait quelques années plus tard, en France, en Angleterre, en Allemagne et en Italie, que grâce à la découverte de l'immortel Jenner, les cécités, résultats de la petite vérole, avaient subi une diminution de trente-cinq pour cent, c'est-à-dire plus de la moitié. Cela seul, Messieurs, ne suffirait-il point pour proclamer les bienfaits de l'inoculation vaccinale? Mais l'esprit humain est ainsi fait, il se lasse même des plus belles choses, il échafaude des théories pour prouver des sophismes, il ensevelit la vérité sous l'erreur; enfin, par indifférence ou par oubli, il néglige les plus précieux bienfaits légués à l'humanité par des hommes aussi philanthropes qu'éclairés. Je vous en fournirai une preuve, Messieurs: depuis vingt-deux ans que je suis livré à l'étude des maladies des yeux, je n'ai jamais vu un aussi grand nombre d'aveuglements produits par la petite vérole, que dans le Grand-Duché de Luxembourg. Dans le rapport que j'ai eul 'honneur d'adresser à Sa Majesté le Roi Grand-Duc, et qui vous sera sans doute communiqué plus tard, j'ai énuméré ces faits par des chiffres, en signalant surtout la nature des désordres produits par la maladie; je m'abstiens de ces détails, pour ne pas fatiguer votre attention et retomber dans des redites.

Je me bornerai donc à vous affirmer, que les maux occasionnés par la petite vérole sont incalculables; car, l'on peut établir que la cécité variolique est revenue dans le Grand-Duché à la même proportion qu'avant la découverte de l'inoculation vaccinale.

Donc, sur cent des aveugles que vous rencontrez errant dans vos campagnes, vous en trouverez soixante-cinq et plus victimes de cette petite vérole. Par elle soixante-cinq citoyens sont jetés sans pain, sans travail, sans asile sur la voie publique, ou à la charge des communes et de la charité publique. Vous croyez que tout le mal est là?

Détrompez-vous, Messieurs; trop heureux le pays, si ce fléau se bornait à faire des aveugles! La plupart de ces ophtalmies rebelles, hideuses, avec renversement des paupières, saillies de la membrane muqueuse, sont encore son ouvrage. Cette cause, entée sur la prédominance du tempérament scrofuleux, si commun dans le Grand-Duché, ne fait qu'augmenter des maladies déjà si cruelles par elles-mêmes.

Vous savez, Messieurs, combien, dans le royaume de Prusse, dont vous bordez en partie la frontière, l'on est sévère sur les règlements concernant la propagation de la vaccine. Eh bien! dans le littoral de la Moselle et sur les confins du royaume Prussien, qui touchent aux districts d'Echternach et de Grevenmacher, les cécités produites par la petite vérole sont si rares, que sur deux cents sujets de S. M. le Roi de Prusse, qui sont venus réclamer mes soins, je n'ai pas trouvé un seul aveugle de la petite vérole.

Ce fait prouve plus que tous les raisonnements; car dans tous les pays appartenant à la monarchie Prussienne que je viens de nommer, les conditions atmosphériques, topographiques, hygiéniques et diététiques sont les mêmes que dans le Grand-Duché de Luxembourg.

C'est donc aux règlements pour la propagation de la vaccine, et surtout à la sévérité de leur exécution, qu'il faut attribuer ces heureux résultats.

Afin de parer aux inconvénients de l'inexécution de ces règlements dans les temps antérieurs aux derniers édits; afin surtout d'empêcher les résultats que l'ignorance et le mauvais vouloir pourraient tirer de ces faits, l'on a introduit dans l'armée prussienne le système de revaccination. Elles ont fourni des résultats fort avantageux, en ce qu'elles ont prouvé que, chez le plus grand nombre d'individus, la vaccine n'avait point parcouru ses vraies périodes, et que l'on aurait accusé à tort ce vain préservateur; quand on ne devait accuser que le manque de soins ou l'oubli de constater la réussite: *soit la contre-visite.*

Les mêmes faits se sont présentés à mon observation dans le Grand-Duché. Lorsque j'adressai des reproches aux parents sur leur coupable indifférence, ils me répondaient: mon enfant a été vacciné; mais lorsque je descendais aux questions de détail, il résultait de l'enquête *que l'enfant ne portait aux bras aucune trace de cicatricule vaccinale: que l'inoculation n'avait produit aucune éruption, ou que celle-ci n'avait pas accompli les périodes d'évolution désirable pour obtenir la faculté préservatrice.* — Pour quelques individus, l'opération chirurgicale de l'inoculation était tout.

En présence de faits aussi graves, j'appelle, Messieurs toute votre attention, non sur la nécessité de reviser votre loi sur la vaccine, mais d'exiger que l'on en provoque l'exécution, en ajoutant quelques formes répressives des abus, et coercitives contre les récalcitrants. Quelques milliers de francs en plus concourront à donner aux vaccinateurs plus d'émulation et une rétribution plus convenable; car celle de 50 centimes est bien...... !!!

Vous pourrez accorder aux vaccinateurs des médailles et des gratifications.

En employant, comme en Prusse, des moyens coercitifs, tels que l'amende, la suspension des secours de charité, l'interdiction des écoles, la séquestration et l'isolement des individus et des familles infestées, vous ne fausserez point les lois de votre Constitution; vous ne forcerez point la liberté des consciences; car les masses n'ont pas la conscience du bien, en ce qui concerne leurs intérêts matériels.

La variole est une maladie contagieuse; c'est un fait reconnu. Or, dans tous les gouvernements les plus constitutionnels, on emploie des mesures actives, sévères, non seulement pour les maladies contagieuses qui sévissent contre l'espèce humaine, mais encore contre les épizooties qui attaquent les animaux domestiques.

Et si la peste d'Orient se déclarait dans les états voisins, vous n'hésiteriez point, sans contredit, à mettre un obstacle à son développement dans le Grand-Duché?

Pendant longtemps la petite vérole a été considérée comme une peste; et si ses ravages ont diminué, si cette maladie a presque disparu de certaines contrées, c'est aux mesures législatives qu'il faut l'attribuer.

Mu par les sentiments d'humanité et de charité qui se manifestent dans le cœur de tout honnête homme, en présence d'un grand mal, j'ai cru devoir vous le signaler; quel que soit le résultat de ma démarche, je crois avoir rempli un devoir que me prescrivaient et ma conscience et les sentiments de gratitude que je dois au Gouvernement, au pays et aux habitants, pour les témoignages d'estime et d'intérêt dont ils m'ont honoré.

N° 11.

Nous, Bourgmestre de Diekirch (Grand-Duché de Luxembourg), certifions que pendant son séjour en cette ville, M. le docteur Carron Du Villards a opéré un grand nombre d'indigents atteints de maladies d'yeux, gratuitement et avec succès. — En foi de quoi, nous lui avons délivré la présente, pour servir ce que de droit.

Diekirch, le 25 janvier 1843. (*Signature*).

N° 12.

Turin, le 12 *juillet* 1843.

Ministère de la guerre. Cabinet n° 421.

Monsieur le Chevalier,

Sa Majesté désirant reconnaître les services éminents que vous avez rendus à la science et à l'humanité, a daigné vous nommer Chevalier de l'ordre Militaire et Religieux de Saint Maurice et de Saint Lazare.

Je suis heureux, Monsieur le Chevalier, de vous apprendre cette manifestation de la Royale satisfaction de notre Souverain, et vous prie d'agréer les sentiments de haute considération avec lesquels je me proteste, Monsieur le Chevalier,

Le premier Secrétaire d'État pour la Guerre et la Marine.
CH. PES DE VILLAMARINA.

A Monsieur le chevalier Carron du Villards, chirurgien-oculiste des Armées Sardes, etc., etc.

N° 13.

Luxembourg, 15 *janvier* 1843.

1re Division M. 93.—3162.

MONSIEUR,

J'ai l'honneur de vous informer qu'il a plu à S. M. le Roi Grand-Duc, de vous nommer Commandeur de la Couronne-de-Chêne. Je m'empresse de vous remettre ci-joint, le décret de cette nomination ainsi que les insignes de l'Ordre.

Recevez, je vous prie, l'assurance de ma considération la plus distinguée.

Le gouverneur du Grand-Duché de Luxembourg.
DE LA FONTAINE.

Monsieur Carron du Villards, Docteur en Médecine et Oculiste, présentement à Luxembourg.

AVERTISSEMENT.

Les personnes qui sont dans la nécessité de se faire opérer et soigner gratuitement, doivent se munir d'un certificat d'indigent, sur papier libre, signé collectivement par MM. les Maires, Curés et percepteurs des contributions, indiquant le motif pour lequel il est délivré.

www.ingramcontent.com/pod-product-compliance
Ingram Content Group UK Ltd.
Pitfield, Milton Keynes, MK11 3LW, UK
UKHW020549230726
13925UKWH00006B/2485